LES MALADIES
TRAITÉES A URIAGE

PAR

Le Docteur A. CHATIN

Préparateur à l'hôpital Saint-Louis
Membre de la Société de Dermatologie
Médecin des Eaux d'Uriage

———

G. Steinheil, Éditeur

LES

MALADIES TRAITÉES A URIAGE

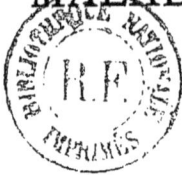

La brièveté de cette note sera, je l'espère, sa meilleure excuse auprès de mes confrères et amis qui ont bien voulu me demander quelques indications précises et succinctes sur la station d'Uriage.

Débutant dans la carrière hydrologique, je n'ai nulle intention de faire œuvre originale, et me contenterai d'emprunter à l'enseignement de mes maîtres de Saint-Louis, de Broca-Pascal, de Saint-Lazare, les notions éclairées de thérapeutique hydrominérale que je leur ai si souvent entendu exposer.

Puisant à pleines mains dans l'œuvre magistrale du savant éminent qui a le plus contribué à nous faire connaître la dermatologie étrangère et à porter par delà nos frontières le grand renom de la science dermatologique française, j'emprunterai aux remarquables ouvrages, que M. le Dr Doyon a consacrés à la cure saline sulfureuse d'Uriage, les indications et les résultats thérapeutiques consacrés par sa haute expérience et sa rigoureuse observation clinique et expérimentale.

Après quelques données d'ensemble sur la géographie économique et thermale de la station, j'étudierai rapidement :

Uriage, station curative de nombreuses dermatoses. — Uriage, puissamment adjuvante dans le traitement de la syphilis. — Uriage, station d'enfants. — Uriage, utile dans quelques maladies d'ordre interne et dans certaines affections oto-rhino-laryngologiques et enfin les contre-indications à la cure chlorurée sodique sulfureuse.

Dans ce bref exposé, je m'efforcerai, non pas d'étendre le domaine thérapeutique de nos thermes, mais suivant en cela les préceptes formulés par les maîtres de la science hydrologique et que j'ai entendu si souvent exprimer par M. Doyon, je m'efforcerai, dis-je, de restreindre à un nombre de maladies bien définies, à un groupe morbide net, les applications utiles de l'eau minérale d'Uriage, heureux, si je pouvais amener, à la façon d'un réflexe, dans l'esprit de mes lecteurs, le nom d'Uriage après celui de quelques maladies précises, de façon analogue à celle qui fait associer l'idée de mercure à celle de syphilis et de quinine à celle de paludisme. J'essayerai d'éviter ainsi les essais malheureux, les tentatives infructueuses, qui font tort au malade d'abord, au médecin et plus encore à la station.

Uriage est situé en Dauphiné, dans un des sites les plus pittoresques de nos Alpes françaises, à 420 mètres d'altitude et à 12 kilomètres de Grenoble, ville à laquelle on accède par un tramway électrique. Uriage est *uniquement* une station thermale ; en dehors de l'établissement et du casino situés dans le parc, des hôtels et des villas pour les baigneurs, il n'y a rien, ni agglomération urbaine, ni usines, ni métairies d'aucune sorte, qui pourraient vicier l'atmosphère en y déversant les poussières de leurs cheminées ou les peu odorantes senteurs de leurs cours de ferme. Tous les bâtiments sont construits pour la plus grande commodité du baigneur et pour lui faciliter l'utilisation curative des eaux.

Sources minérales. — Les sources d'Uriage sont au nombre de deux, d'importance et d'utilisation inégales, mais qui se complètent à merveille et forment un ensemble thérapeutique complet.

Source chlorurée sodique sulfureuse. — C'est la plus importante. Elle renferme par litre un peu plus de 6 grammes de chlorure de sodium et 7 centimètres cubes d'acide sulfhydrique.

De cette double composition saline et sulfureuse découlent les spécialisations thérapeutiques de la source, l'eau agissant tantôt par le sel, tantôt par le soufre, tantôt par la combinaison intime de ses deux principes minéralisateurs.

Faisons seulement remarquer, et c'est là à notre avis un point capital, que les 6 grammes de chlorure de sodium qu'elle renferme font de l'eau d'Uriage *une solution isoto-nique* (1), de composition à peu près analogue à celle du sérum sanguin ; nous verrons par la suite toutes les conséquences bienfaisantes de cette isotonie native et essentielle, qui dans une foule de cas permet à l'action réductrice et antiseptique du soufre de se produire, *sans nocivité*, alors que ce médicament actif, seul, porté au contact de la peau privée d'épiderme, ou au niveau de toutes autres cellules vivantes de l'organisme, pourrait occasionner de graves désordres.

En plus de ces propriétés isotoniques et antiseptiques,

(1) Cette notion de l'isotonie de l'eau d'Uriage n'est pas une simple vue de l'esprit ; nous devons en effet à l'extrême obligeance de M. Maurice Doyon, professeur agrégé à la faculté de médecine de Lyon, la primeur d'un travail sur la cryoscopie des eaux minérales sulfureuses. Permettons-nous, avant de noter ces renseignements de rappeler en peu de mots ce qu'est l'isotonie.

On sait que deux solutions sont dites *isotoniques* lorsque leur Δ (abaissement du point de congélation) est semblable. C'est la condition de l'isotonie absolue ; on dit, de plus, par exemple, qu'une solution est de composition analogue à celle du sérum sanguin lorsqu'elle *ne laque pas*, c'est-à-dire lorsqu'elle ne produit pas la destruction de l'hémoglobine des globules rouges du sang que l'on met en suspension dans ladite solution.

Or, des expériences de M. Maurice Doyon il résulte que le Δ de l'eau d'Uriage est de — $0°42$ (au $1/50$ près), ce qui, de toutes les eaux minérales sulfureuses cryoscopées, est le Δ le plus rapproché du Δ du sérum sanguin qui est de — $0°56$, et que surtout la destruction globulaire ne se fait pas dans l'eau d'Uriage pure — les globules rouges restent intacts même en ajoutant à 15 cc. d'eau thermale 5 cc. d'eau distillée ; elle ne devient nette que lorsqu'on arrive à la quantité considérable de 10 cc. d'eau distillée ajoutée à 10 cc. d'eau d'Uriage. L'eau chlorurée sodique sulfureuse d'Uriage ne laque donc les globules rouges qu'avec 50 pour 100 d'eau distillée ; elle est donc pour cela à peu près isotonique au sérum sanguin.

l'eau d'Uriage tient de sa richesse en sulfates de chaux, de magnésie, de soude un pouvoir doucement laxatif à faibles doses et purgatif à doses plus fortes, qui augmente encore son utilisation pratique dans nombre de maladies de la peau par exemple, où la régularisation des fonctions gastro-intestinales est de toute nécessité.

Comme beaucoup d'eaux sulfureuses, nos eaux sont riches en conferves (barégine, glairine, sulfuraires) qui les rendent onctueuses, ont une action sédative sur les inflammats et rendent facile et agréable le massage sous l'eau.

La température de l'eau est à 27°, donc de thermalité moyenne ; elle est employée en bains, douches-massages-écossaises-pulvérisations, gargarismes, douches locales, inhalations et bains de vapeur sulfureuse.

Source ferrugineuse. — C'est le bicarbonate de fer qui donne à cette source sa minéralisation ; prise en boisson, elle est un précieux auxiliaire dans le traitement de quelques maladies anémiantes.

Il existe en outre à Uriage, dans l'établissement, une installation non minérale admirablement aménagée, qui permet de faire suivre un traitement hydrothérapique complet aux malades neurasthéniques ou autres nerveux, dont l'état n'exige pas l'eau sulfureuse. La douche peut leur être donnée à très basse température, à partir de 8° et avec une eau très pure.

II

LES DERMATOSES SOIGNÉES A URIAGE

Un très grand nombre de malades atteints d'affections cutanées relèvent de la médication sulfo-saline ; mais suivant nos principes de spécialisation thermale, nous ne donnerons ici, dans ce résumé, que les *indications absolues* de nos thermes.

En toute première ligne, citons, comme devant bénéficier largement de nos sources :

Les Eczémateux. — Tous les malades atteints d'eczéma, depuis l'eczéma aigu, prurigineux, impétigineux et suintant jusqu'à l'eczéma chronique invétéré, en passant par toute la gamme de l'eczématisation avec, comme dernier échelon, la lichénification de Brocq, retirent grand et rapide profit d'une saison à Uriage.

Mais, me direz-vous, « l'eczéma a horreur de l'eau », et, de plus, votre soufre va donner au malade aigu une terrible poussée. L'expérience est là pour vous répondre non. Il aura peut-être une légère irritation de surface, bien vite apaisée, puis tout rentrera dans l'ordre et la lésion la plus enflammée sera rapidement améliorée. Si le malade est un chronique et si l'action réductrice se produit, elle sera bienfaisante en transformant une lésion aphlegmasique tenace par une lésion phlegmasique curable. C'est une action substitutive en quelque sorte.

M. Doyon l'a constaté bien des fois, et cette constatation de sa haute expérience vient s'éclairer d'un jour nouveau grâce à cette notion de l'isotonie dont nous avons déjà parlé.

L'eau d'Uriage ne lèse pas le peau même totalement désé-pidermisée, parce qu'elle est chargée en sel et par cela iso-tonique. La cellule épidermique, mise en contact avec une solution minérale dont la composition saline est analogue à celle du milieu humoral dans lequel elle vit, ne subit pas de modifications ni d'altérations nucléo-protoplasmi-ques (1).

Il se produit à la peau un phénomène, analogue à celui qui a été constaté bien souvent dans la thérapeutique des affections du nez. Si, en effet, on examine une muqueuse pituitaire à la suite de douches nasales pratiquées avec de l'eau pure ou une eau peu minéralisée, au bout de quelques lavages, on observe un notable gonflement douloureux, et une turgescence de la muqueuse des cornets, qui cor-respond à la poussée inflammatoire toujours obtenue si l'on baigne un eczémateux dans de l'eau pure ou une solution hyper ou hypotonique. La solution étant hypoto-nique au liquide sanguin, moins concentrée, l'eau est attirée vers les cellules ; elle les hydrate, les gonfle, modifie leur nutrition et provoque une hypertrophie momentanée de cette muqueuse.

Cette inflammation réactionnelle ne se produit pas avec

(1) Dans le remarquable ouvrage qu'il a consacré à Uriage, *De l'asthme d'origine nasale et de son traitement à Uriage*, thèse de Montpellier 1888, notre confrère et ami le Dr François Teulon-Valio a noté déjà l'analogie frappante de composition qui existe entre nos eaux et le sérum sanguin. Il en conclut, très justement, à l'action puissante de l'eau d'Uriage sur la nutrition. En plus de ce facteur d'ordre interne, nous croyons intéressant de noter ici l'action non irritante de cette eau sur la cellule vivante, qui nous paraît démontrée nettement par ses effets dans le traitement des dermatoses irritables et des affec-tions de la pituitaire,

nos eaux, et rapidement les démangeaisons les plus tenaces, les impétiginisations secondaires les plus accentuées tombent sous les influences apyrétiques du sel et antiseptiques et réductrices de l'agent sulfureux.

De plus, l'action bienfaisante de l'eau n'est pas seulement locale, l'eczémateux est toujours un malade constitutionnel ; à l'intérieur, les propriétés laxatives de la source produisent une dérivation utile dans les organes splanchniques ; les fonctions intestinales se régularisent, et l'hydrothérapique thermale, sous forme de douches-massages, de bains à températures variables avec une eau fortement saline, vient encore ajouter son action bienfaisante.

M. Doyon, au nom d'une observation clinique déjà longue, a pu affirmer « la certitude de résultats satisfaisants chez tous les eczémateux, surtout ceux chez lesquels on avait pu reconnaître comme cause adjuvante des lésions cutanées, le lymphatisme, la scrufulose, l'anémie, l'arthritisme », en un mot l'étiologie classique et habituelle de toute lésion eczémateuse.

Les Acnéiques. — Acné polymorphe post-comédonienne à pustules et à induration. — Tout traitement d'un acnéique est double ; il faut d'une part traiter la lésion de la glande sébacée, nettoyer l'orifice ostiofolliculaire des microbes qui l'encombrent (*microbacilles de Sabouraud, staphylocoques variés, blancs, dorés et surtout gris*), et d'autre part agir sur la paresse gastro-intestinale du malade, diminuer les fermentations anormales, tonifier et remonter l'état général.

Voici les desiderata. Voyons comment ils peuvent être réalisés à Uriage.

Le médicament spécifique de l'acné, le plus actif désinfectant des follicules et des glandes cutanées est le soufre ; à

Uriage, il existe à l'état natif dans l'eau et la meilleure, façon de l'appliquer est sans contredit d'utiliser la pulvérisation à température variable et prolongée longtemps. Ces pulvérisations seront pratiquées après un premier nettoyage médicamenteux de la peau et après ouverture des pustulettes acnéiques, soit avec le scarificateur de Vidal, soit avec la *très fine* pointe du galvanocautère.

A l'intérieur doses laxatives, que l'on pourra pousser hebdomadairement jusqu'à la purgation plus active, le tout combiné avec la douche-massage dans la position couchée, qui viendra ajouter son action éminemment remontante de l'organisme.

Même traitement dans l'**acné chéloïdienne de la nuque**, dans l'**acné nécrotique**, dans l'**acné rosacée pustuleuse**.

Dans les cas d'**acné rosacée** sans pustules, mais avec **couperose** à télangiectasies visibles, on peut adjoindre au traitement hydrominéral, l'oblitération des capillaires dilatés en ponctionnant et en sclérogénisant les vaisseaux avec le scarificateur ou l'électrocautère punctiforme. Assez rapidement, sous l'influence de ces médications, les télangiectasies diminuent et la peau reprend lentement sa coloration normale.

A ces deux groupes importants de malades qui relèvent des indications absolues de la source, nous pourrons ajouter comme indications spéciales un nombre assez grand de dermatoses qui sont guéries ou simplement améliorées à Uriage.

Les impétigos. — **Impetigo contagiosa à streptocoques de Tilbury Fox** ou **Impetigo à pustules staphylococciques ostio-folliculaires de Bockart.** — Très rapidement, sous l'influence antiseptique du soufre, la lésion disparaît et tout rentre dans l'ordre.

Même action microbicide dans la **Furonculose chronique récidivante**, mais, dans ce cas, à l'action locale médicamenteuse vient s'adjoindre l'action puissamment tonifiante de l'hydrothérapie thermale sur l'état général.

La **dermatose figurée médio-thoracique de Brocq** (ancien eczéma séborrhéique de Unna). Les **séborrhéides** généralisées ou localisées, avec tous ces états squameux et congestifs de la peau qui forment les anneaux de cette longue chaîne allant du simple **pityriasis capitis** jusqu'aux **parapsoriasis de Brocq** et au **psoriasis**. Pour tout ce groupe très important de maladies cutanées, le soufre est encore un des médicaments les plus utilement employés ; aussi relèvent-elles du traitement d'Uriage.

Je viens de parler du **psoriasis**. Nous n'avons pas, à Uriage, la sotte prétention de guérir d'une façon absolue cette récidivante dermatose, mais nos bains salins longtemps prolongés arrivent à décaper le malade, à le blanchir assez rapidement et, agissant aussi sur l'état général, ils permettent aux malheureux patients de voir leurs poussées s'espacer de plus en plus, les manifestations deviennent plus bénignes, et dans quelques cas, heureux même, on a pu noter la disparition longtemps prolongée de cette désagréable infirmité.

Les **affections du cuir chevelu**, en particulier la **séborrhée grasse**, cause la plus ordinaire des calvities idiopathiques précoces. Le soufre aime la graisse, comme le goudron aime la squame (Sabouraud).

Le **pityriasis capitis**, les vulgaires « pellicules » disparaissent avec la plus grande rapidité après un très petit nombre d'applications locales d'eau sulfureuse.

La **pelade**. — Le traitement thermal, dans ce cas, agit non pas comme microbicide local sur un parasite dont

l'existence est plus que douteuse, mais comme tonique général, la pelade relevant souvent, ainsi que les remarquables travaux de Jacquet tendent à le démontrer, d'un syn-
drome nerveux, manifestation neurotrophique cutanée d'un
trouble général, coïncidant le plus souvent à son début
avec un état de moindre résistance de l'individu.

Ferras père (de Luchon) a montré l'action bienfaisante de
la cure minérale sulfureuse chez les peladiques invétérés,
qui avaient épuisé en vain, toutes les ressources de la thérapeutique médicamenteuse.

Les lichens. — Ces affections de types multiples,
lichens plans divers, névrodermite circonscrite de
Brocq et Jacquet, qui ont comme grands caractères la pa-
pule et le prurit, relèvent aussi d'Uriage, mais médiatement
seulement ; il est clair en effet que souvent ces affections
sont sous la dépendance d'une asthénie nerveuse, elles béné-
ficieront donc de ce renforcement général de l'activité vitale
que produit toujours la douche saline-sulfureuse. Traités
localement avec des médicaments réducteurs et même ké-
ratolytiques, utilisant plusieurs fois par jour la douche de
Jacquet sans percussion, ces malades trouveront un bénéfice certain de leur cure hydro-minérale.

Chez les lupiques, lupus de Willan ou lupus de Caze-
nave, nous avons pu voir l'hydrothérapie très surveillée
avoir une action heureuse sur l'état général du malade, et
dans un cas même de lupus érythémato-nodulaire à marche
excentrique, après une saison de pulvérisations quotidiennes,
le malade se trouvait beaucoup mieux, le derme était moins
infiltré, les nodules s'étaient légèrement affaissés, mais bien
entendu sans autre résultat curatif appréciable.

Dans les grandes dermatoses, maladies de Duhring-
Brocq, pemphigus aigus ou chroniques, maladie de

Neumann, pemphigus foliacé, érythrodermies exfoliatives généralisées primitives ou secondaires, l'eau d'Uriage a un effet sédatif certain.

J'ai été témoin, en effet, pendant la saison dernière, grâce à la bienveillance de M. Doyon qui me montra la malade, d'un fait éminemment paradoxal. Une femme atteinte d'un pemphigus foliacé absolument typique, alors que l'on pouvait, à bon droit, redouter l'action du soufre sur des lésions irritables (le derme était à nu), a été rapidement améliorée par des bains minéraux, et a vu ses démangeaisons épouvantables se calmer, au point qu'arrivée impotente, elle pouvait à la fin de la cure faire plusieurs kilomètres à pied.

L'explication de ce fait, c'était l'opinion de M. Doyon, réside tout entière dans cette *isotonie* bienfaisante de l'eau d'Uriage, dont nous avons déjà parlé.

Dans l'**herpès génital récidivant,** maladie opiniâtre, qui provoque quelquefois chez les malades qui en sont atteints de véritables crises de désespoir, M. Doyon a eu à Uriage des succès très remarquables ; Uriage guérit mais à la condition expresse d'y faire un traitement de longue durée, qui puisse modifier l état diathésique sous l'empire duquel se renouvellent les poussées d'herpès.

III

LES SYPHILITIQUES A URIAGE

A l'heure où, sous l'impulsion de maîtres éminents, le traitement de la syphilis paraît entrer dans une phase nouvelle, où la recherche de la dose vraiment utile et curative de l'agent mercuriel est à l'ordre du jour, où de tous côtés les publications prônent un traitement plus intensif, et où l'on nous fait prévoir, sinon la guérison, du moins l'immobilisation dans un *statu quo* bienfaisant de ces terribles manifestations de la parasyphilis, le tabes et la paralysie générale, le puissant appui que vient donner à ce traitement intensif la source sulfureuse, nous paraît moins que jamais négligeable et discutable.

Nous ne rechercherons pas dans ce court travail quel est le mode d'action biologique de l'eau minérale.

Nous jugerons, non sur des hypothèses, mais sur des faits, estimant qu'en matière d'eaux minérales comme du reste en matière de bien d'autres médications, ce sont les cures obtenues qui mieux que n'importe quel autre élément de jugement font la conviction du praticien (Landouzy).

Avant d'entrer plus avant dans cet exposé du traitement de la syphilis, établissons bien une fois pour toutes, qu'il n'est pour elle qu'un seul médicament, le **Mercure**, et que tout traitement hydrominéral sulfureux ou autre est un auxiliaire précieux de la cure, mais seulement un auxiliaire. Aux préparations hydrargyriques donc le rôle principal, avec comme adjuvants toute la gamme hydrothérapique minérale, dont la fonction, importante aussi, est de reminéraliser le malade, de le tonifier, de le remonter et surtout de lui permettre de supporter des doses intensivement utiles de l'agent curateur, sans danger d'intoxication (1).

Etudions rapidement comment se produit ce vicariat bienfaisant :

En boisson, le soufre, dissous dans l'eau sous forme d'a-

(1) J'ai pu, cette année, chez un malade atteint d'accidents spécifiques fort graves, pratiquer 25 injections de bi-iodure de mercure en solution aqueuse à la dose quotidienne considérable de 6 centigrammes par jour, et cela sans aucun inconvénient.

cide sulfhydrique, agit tout d'abord sur le tube digestif dont il diminue la production en toxines, puis absorbé, il passe de la veine porte dans le foie dont il augmente l'activité physiologique généralement très diminuée dans la syphilis.

De plus, dans toute eau sulfureuse, se trouve en quantité notable du *persulfate de soude* dont la haute valeur apéritive a été mise en relief par les travaux de Lumière (de Lyon). A cette action sur l'appétit et sur le foie, vient s'en ajouter une plus importante encore.

Jean Ferras (de Luchon) et avant lui nombre d'expérimentateurs (A. Robin, Gastou entre autres) ont montré que le syphilitique était un malade qui souffrait d'une véritable anémie minérale, et que surtout en période secondaire il se produisait une intense *désulfuration* de l'organisme. Par la cure sulfo-saline le malade récupère donc ainsi les sels minéraux disparus.

Il n'entre pas dans le cadre restreint de cette courte notice d'étudier et d'établir comment, dans la cure sulfureuse, se produit ce véritable lavage mercuriel des tissus et cette imprégnation hydrargyrique non dangereuse de tout l'organisme. Rappelons cependant, ainsi que l'ont établi Voit, Elsner, E. Vidal, que les composés mercuriels, ingérés, injectés ou pénétrant par la peau ou le poumon, se combinent au chlorure de sodium du sérum sanguin et des humeurs, pour produire un chlorure double de sodium et de mercure, qui au contact de l'albumine de l'organisme forme un albuminate soluble, dans lequel le mercure est en combinaison avec l'oxygène sous forme d'albuminate de peroxyde de sodium. Or, cette combinaison s'immobilise dans les tissus, dans les organes, et ainsi l'action curative du mercure est empêchée. Si alors on fait intervenir la cure sulfureuse, l'hydrogène sulfuré transforme en sulfate de mercure ce chlorure double de sodium et d'albumine et en facilite l'élimination ; il s'établit alors un courant continu de mercure dont l'action sur les accidents syphilitiques est des plus précise, l'excédent mercuriel étant neutralisé par l'hydrogène sulfureux au fur et à mesure de son introduction, puis éliminé ; l'on conçoit alors comment les énormes doses de 20 grammes d'onguent mercuriel, de 6 centigrammes de biodure de mercure en injections quotidiennes peuvent être tolérées par les malades et comment des lésions syphilitiques tenaces et récidivantes peuvent disparaître sous l'action de ce traitement intensif et sans interruption. Le malade est ainsi maintenu dans une atmosphère mercurielle curative, qui pourrait être dangereuse si le soufre et l'hydrogène sulfuré ne jouaient le rôle de soupape évacuante, empêchant ainsi tout accident.

Le bain sulfureux. Il agit sur la peau qu'il nettoie et débarrasse des matières sébacées qui l'obstruent ; il facilite ainsi l'acte de la friction mercurielle et rend plus aisée la pénétration de l'agent métallique ; de plus, il régularise la circulation et les échanges intra-cellulaires par son irritation calorique et mécanique de la surface cutanée.

La *douche-massage* dans la position couchée, telle qu'on la donne à Uriage, ajoutera encore son action tonique chez le malade alangui, déprimé, et dont la vitalité atteinte par l'infection syphilitique a grandement besoin d'être réveillée.

Enfin le *bain de vapeur sulfureux en caisse*, établi avec tous les perfectionnements les plus récents, viendra encore, dans le traitement de la syphilis, produire ses effets si marqués d'accélération de la nutrition et établira la perméabilité de la peau aux substances gazeuses.

En résumé, le malade syphilitique, à toutes les périodes de la maladie où il a besoin d'être traité, grâce à l'action combinée d'un traitement mercuriel intensif par les frictions à hautes doses (jusqu'à 15 et 18 gr.) ou les injections hypodermiques et d'une hydrothérapie chlorurée, sodique, sulfureuse éminemment diurétique , tonique et vivifiante, pourra très facilement traverser les années périlleuses de sa maladie, guérir des accidents rebelles, prévenir des lésions plus graves et vivre ainsi de la vie commune sans être incommodé.

IV

LES ENFANTS A URIAGE

Véritable bain de mer en montagne (Doyon) avec en moins l'hyperexcitation si souvent dangereuse de l'océan, l'eau d'Uriage avec ses sels et sa modalité thérapeutique est un admirable régénérateur, dans tous les états dystrophiés de l'enfance affaiblie ou héréditairement tarée.

Dans le parc ombreux, loin des routes dangereuses à leurs ébats, sans risques d'aucune sorte, en l'absence même de toute surveillance maternelle, les bébés peuvent à leur aise, après leur traitement thermal, humer à pleins poumons l'air pur chargé des senteurs résineuses qu'exhalent les toutes voisines forêts de sapins.

C'est vraiment merveille de voir renaître à la vie ces enfants au teint pâle, aux lèvres décolorées, aux jambes amaigries, aux chairs molles, qui venus à Uriage, chétifs et malades, « s'évadent de leur hérédité » et partent ragaillardis et régénérés.

L'énumération de ces états héréditaires ou acquis, qui tous

ont comme vieux processus fondamentaux le lymphatisme, la scrofule, l'hérédo-syphilis, *ou qui sont seulement très souvent la résultante de l'infection accidentelle de l'organisme par une maladie infectieuse, rougeole, scarlatine, coqueluche*, etc., est fort longue, et le cadre de cette étude ne nous permet pas un exposé trop étendu.

Disons, néanmoins, que chez ces enfants, il existe plus que chez d'autres une prédisposition à contracter des affections fluxionnaires, catarrhales, inflammatoires des téguments et des muqueuses, affections remarquables par la facilité avec laquelle elles récidivent, la lenteur qu'elles mettent à disparaître et par le retentissement ganglionnaire qu'elles provoquent. Ce sont chez ces mêmes enfants que souvent plus tard nous retrouverons les lésions tuberculeuses, cutanées, osseuses, articulaires, ganglionnaires et pulmonaires.

On saisit donc toute l'importance qu'il y a à modifier le plus tôt possible le tempérament de pareils sujets. On sait, d'après Le Gendre, que cet enfant exhale souvent une odeur aigre, que ses sueurs sont acides ainsi que ses selles, que dans ses urines apparaissent fréquemment des dépôts uratiques, de l'acide oxalique, que dans son tube digestif comme dans ses sécrétions il y a prédominance des acides, que ses os sont appauvris en substances minérales. Tout cela est bien la preuve d'une entrave apportée à l'activité des oxydations et au bon accomplissement de la nutrition.

Donc l'indication première qui ressort de ce qui précède sera, pour améliorer ce malade, d'activer ses fonctions assimilantes, de relever ses oxydations et d'enrayer surtout le mouvement de *déminéralisation* de son système osseux.

Or, nous savons que la cure d'Uriage, sous ses diverses formes et maniée avec prudence, active les mutations nu

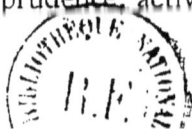

tritives, en augmente le coefficient d'oxydation et qu'elle est un puissant agent de minéralisation de l'organisme anémié.

En plus de cette action de l'eau thermale, l'enfant trouvera dans l'altitude moyenne de la station, dans l'exercice au grand air pur de la montagne, dans la radiation solaire lumineuse, toute une série de facteurs de guérison, très importants par leur action sur les échanges nutritifs et leur renforcement général de la vitalité organique.

D'ailleurs, il suffit de voir le nombre toujours croissant d'enfants qui fréquentent nos thermes pour se rendre compte de l'efficacité du traitement.

V

LES MALADIES GÉNÉRALES TRAITÉES A URIAGE

Le rhumatisme.— On ne saurait, bien entendu, songer à employer la médication hydrominérale dans le rhumatisme articulaire aigu ; donc relèvent seuls du traitement thermal le **rhumatisme chronique** et le **rhumatisme musculaire**.

Il est un fait aujourd'hui à peu près acquis dans la thérapeutique de ces affections, c'est que l'eau agit surtout par sa *thermalité* sur le muscle ou l'articulation malade ; à cette action calorifique on adjoint l'action du massage raisonné et bien conduit dans la douche-massage. Il faut, de plus, essayer de modifier la diathèse, aussi, traitement constitutionnel par excellence, la cure minérale donne-t-elle d'excellents résultats, même dans le cas où le rhumatisme s'accompagnerait de déformations des petites jointures.

Notons, de plus, l'action bienfaisante de l'eau d'Uriage

s ur certaines maladies articulaires comme les **hydarthro-ses d'origine traumatique** et les anciennes luxations ou fractures.

Quelques **affections utérines** bien définies, à type non inflammatoire, la **leucorrhée**, certains troubles de la menstruation, ceux en particulier que produit la chlorose ou l'anémie chez les jeunes filles, sont très avantageusement améliorés par l'usage du bain minéral combiné avec de grandes irrigations vaginales très 'chaudes données dans le bain. La source ferrugineuse vient, de plus, dans ces états anémiques, apporter au traitement hydrothérapique thermal l'appoint de son action reconstituante.

La **métrite catarrhale chronique**, surtout chez les sujets débilités, sera soignée avec fruit à Uriage.

VI

LES MALADIES DU RHINO-PHARYNX
A URIAGE

Grâce à des interventions rationnelles et grâce aux remarquables progrès qu'elle a accomplis dans ces dernières années, la chirurgie du rhino-pharynx permet d'obtenir dans la cure de ces maladies spéciales toute une série de résultats absolument remarquables. Mais il reste néanmoins des cas encore assez nombreux où le malade après avoir épuisé toutes les ressources de la chirurgie ne peut se débarrasser de ces rhino-pharyngites tenaces, surtout celles sur lesquelles le chirurgien ne trouve plus de prise. Dans ces cas, l'eau thermale peut rendre de nombreux services.

Je ne reviendrai pas ici sur la composition minérale de

l'eau d'Uriage ; par sa teneur en chlorure de sodium qui en fait une *solution isotonique*, elle peut être employée pure sans adjonction d'aucune sorte. Nous ne trouverons donc pas dans nos salles de douches, comme dans telles autres stations sulfureuses, le petit pot de sel, où chaque malade vient au hasard puiser, pour assaisonner son eau avant la douche nasale.

L'eau d'Uriage n'est pas plus oblitérante pour la muqueuse nasale que pour la peau sans épiderme ; elle peut être employée à l'état natif ; avec elle toute application sur la pituitaire est absolument indolore et admirablement supportée.

La cure des maladies du nez, de la gorge, des oreilles, comprend, à Uriage, d'une part le traitement général par la boisson et les pratiques d'hydrothérapie thermale et, d'autre part, les applications variées d'eau minérale sur les fosses nasales et le pharynx.

Dans ce cas, les procédés employés sont la douche nasale, la pulvérisation nasale, le reniflage et le bain nasal.

La *douche nasale* est certainement un procédé thérapeutique fréquemment utilisé. On l'a beaucoup combattue, on l'a chargée de nombreux méfaits, mais néanmoins donnée comme à Uriage, *sans pression*, elle peut rendre de grands services et ne mérite pas d'être abandonnée. Dans l'**ozène** et les **rhinites purulentes**, elle est indispensable et seule capable de débarrasser les fosses nasales des croûtes et des mucosités adhérentes et abondantes qui les obstruent.

La *pulvérisation nasale* est un moyen d'action plus doux que la douche, il peut précéder et commencer le premier déblayage des mucosités qui embarrassent la muqueuse.

Le reniflage, qui consiste à aspirer le liquide versé dans le creux de la main, n'a que d'assez rares indications et, manié sans prudence, il peut donner lieu à de violents maux de tête en pénétrant dans les régions supérieures des fosses nasales, vers la lame criblée de l'ethmoïde.

Le bain nasal. — L'importance de ce procédé croît tous les jours dans la thérapeutique rhinologique (Lermoyer). Il consiste à faire pénétrer sans pression un liquide dans les fosses nasales et la cavité naso-pharyngienne et à l'y laisser un court espace de temps. On l'applique soit avec l'appareil de Politzer ou beaucoup plus simplement avec la remarquable pipette de verre inventée par Depierris (de Cauterets). Avec ce procédé, il n'y a aucun danger de faire pénétrer de l'eau dans les trompes et dans l'oreille moyenne. Il peut être employé sans inconvénient là où la douche nasale serait mal supportée et contre-indiquée, comme dans les **catarrhes naso-pharyngiens** sans sécrétion ni mucosités trop adhérentes.

Voici notre outillage thérapeutique, voyons maintenant quelles sont les affections où il sera le plus utilement employé.

Dans l'**hypertrophie des amygdales**, le traitement thermal sans action sur les amygdales déjà hypertrophiées est utile dans le cas où le malade encore sujet à des poussées congestives a des amygdales peu volumineuses.

La **pharyngite glanduleuse** ou folliculaire **hypertrophique** des strumeux et des lymphatiques caractérisée par de grosses granulations molles et pâles sera très améliorée par la médication thermale à la condition expresse d'assurer la perméabilité nasale à l'aide d'un examen minutieux et de soins particuliers. Mêmes effets et mêmes précautions à prendre dans la **pharyngite catarrhale chronique. La laryngite catarrhale chronique** avec ou sans épaississement de la muqueuse, fréquente chez les arthritiques et les rhumatisants, sera très améliorée.

Parmi les maladies des fosses nasales justiciables d'Uriage, je citerai le **coryza chronique simple,** sans lésion de la muqueuse avec ou sans troubles sécrétoires, caractérisé par des poussées congestives et inflammatoires de la muqueuse du nez ; les scrofuleux, les arthritiques, les rhumatisants retireront un bénéfice sérieux du traitement thermal, et la tendance qu'ils ont à s'enrhumer facilement disparaîtra.

Le Dr François Teulon-Valio, dans sa thèse, a noté l'action remarquable de l'eau d'Uriage administrée en boissons, bains et douches, sur la diathèse arthritique, cause prédisposante de l'**asthme d'origine nasale** que l'on traite localement par les irrigations naso-pharyngiennes.

Dans le **catarrhe naso-pharyngien** les résultats seront d'autant plus satisfaisants qu'on aura affaire à un catarrhe plus récent et surtout si le traitement thermal suit l'intervention chirurgicale presque toujours indispensable.

Chez les malades opérés de **végétations adénoïdes,** l'hydrothérapie hydrominérale agit surtout comme modificateur général de l'état organique.

VII

CONTRE-INDICATIONS
A LA CURE SULFO-SALINE D'URIAGE

Il n'est si bonne chose qui ne présente des dangers : dans nombre d'affections importantes à connaître, l'usage de l'eau d'Uriage très active peut présenter de sérieux inconvénients.

Les contre-indications cardinales sont les suivantes :

Toutes les affections splanchniques ou autres, à leur période d'acuité, ne doivent pas être traitées à Uriage. Ceci s'applique d'ailleurs à n'importe quelle station.

Les affections organiques du cœur et des gros vaisseaux constituent une contre-indication sérieuse à l'envoi aux eaux sulfureuses. Nous ne croyons pas toutefois, et c'est une opinion que nous avons entendu exprimer par nos maîtres, à propos de stations analogues, qu'un traitement thermal léger soit absolument interdit chez un malade atteint de lésions valvulaires, mais dont le myocarde est resté en très bon état ; c'est donc sur l'état du muscle cardiaque observé attentivement que doit reposer la contre-indication absolue.

Tous les malades atteints de dégénérescence organique, les cancéreux, les tuberculeux pulmonaires, doivent être écartés avec soin de nos thermes, où ils risquent fort de voir leur état s'aggraver par l'excitation générale inséparable de notre traitement hydrominéral. On est frappé de voir avec quelle rapidité peut évoluer un cancer, jusqu'alors latent chez des sujets n'ayant pris que quelques bains sulfureux tièdes.

Uriage sera interdit aux malades ayant eu des accients apoplectiques récents, avec des signes de congestion cérébrale, mais par contre chez les malades restés hémiplégiques à la suite d'un épanchement cérébral dont la date est éloignée, M. Doyon a vu la purgation saline produire une dérivation des plus salutaires, surtout lorsqu'elle était accompagnée de douches écossaises données avec une extrême réserve et surveillées de près.

Enfin devront être éloignés d'Uriage tous les malades chez lesquels on constate une tendance fluxionnaire et hémoptoïque très marquée et ceux porteurs de lésions graves du foie de nature inflammatoire, qui, comme on le sait, ne peuvent être qu'aggravées par le traitement hydro-minéral.

VII

CONCLUSIONS

Elles seront fort brèves :

— URIAGE. —

Eaux chlorurées sodiques sulfureuses purgatives isotoniques. ═ Dermatoses. — Syphilis. — Enfants.

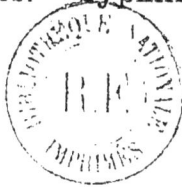